ÉPIDÉMIE DE ROCHEFORT

EN 1693-1694

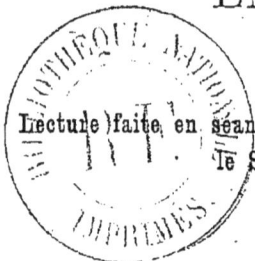

Lecture faite en séance publique de l'Académie de la Rochelle
le Samedi 5 Février 1881.

MESDAMES, MESSIEURS,

Nouveau venu aux brillantes réunions académiques
de la Rochelle, je tremble de vous épouvanter tout d'a-
bord et par le titre même de mon sujet. Il s'agit de
maladies, de contagions, d'épidémies les plus effrayantes
du monde ; le typhus, la peste : *la peste* dont le nom
seul donne le frisson.

Rassurez-vous, Mesdames ; la contagion n'est pas à nos
portes ; nous ne courons aucun danger.

C'est à deux siècles en arrière que je vous prie de
vous transporter, aux années 1693-1694, de cruelle mé-
moire dans l'histoire de la ville de Rochefort.

Depuis sa fondation qui, vous vous en souvenez,
Messieurs, ne remontait pas à trente ans, Rochefort
avait déjà traversé plusieurs épidémies meurtrières,
sans parler de l'endémie paludéenne bien sévère à cette
époque.

Rien de pareil toutefois ne s'était encore produit ; les
typhus de 1671-73-88 étaient loin du fléau de 1693. Ce

n'était plus une seule maladie, mais toutes les épidémies à la fois déchaînées sur notre ville : la rougeole et la variole noires , la fièvre maligne pourprée et la fièvre pestilentielle qu'il faut nommer de leur vrai nom : *typhus* et *peste*.

Les uns mouraient en un ou deux jours , en quelques heures parfois , dans une hémorrhagie de toutes les ouvertures naturelles , ou dans ce froid glacial qui nous fait songer du choléra d'Asie ; ceux-là du sixième au neuvième jour , dans le délire typhoïde , l'épuisement radical de toutes les forces de l'organisme , couverts de glandes, d'abcès, de taches de sang, de gangrènes.

La maladie gagnait par contagion les habitants , la garnison. Le premier médecin de la marine, Lecoq, en mourait ; Chirac, son successeur, y faillit succomber.

Dans cette occurence effroyable , l'intendant Michel Bégon , dont vous connaissez l'habileté et la sollicitude , avait demandé à la cour un des médecins les plus considérables du royaume, Chirac, professeur à la faculté de Montpellier, qui, cette même année, venait de s'illustrer dans une mission semblable. A en croire ses biographes, l'armée du duc de Noailles lui devait son salut, alors que sous les murs de Roses, en Catalogne , la dysenterie des camps menaçait de la détruire.

Chirac arriva à Rochefort au mois de février 1694 , justement quand Lecoq venait de succomber. Lui-même ne pouvant plus bientôt suffire à une tâche trop étendue, le gouvernement envoya pour le soulager Antoine Gallot, qui enseignait l'anatomie au collége des chirurgiens de la Rochelle.

Sans diminuer le mérite ni la réputation de Chirac ,

ne pensez-vous pas, Messieurs, qu'il eût été plus facile et tout aussi avantageux de demander à la Rochelle un autre de ces médecins distingués qui, à cette époque, comme en tout temps, lui faisaient honneur ?

Chirac, encore un coup, fut amplement à la hauteur de sa mission ; il déploya un zèle professionnel et scientifique impossible à dépasser ; mais de beaucoup d'observations accumulées il ne sut tirer que des théories sans précision, sans valeur scientifique. Ses contemporains de la Rochelle, Chanet, Elie Richard, Bouhereau, Pierre Seignette surtout, auraient au moins aussi bien fait.

Quoi qu'il en soit, nous devons à Chirac la description de nos maladies, assez complète pour nous permettre de discuter, d'établir leur nature. (1)

C'est un point d'histoire locale, d'histoire médicale aussi, qui n'est pas sans intérêt et sur lequel des opinions très discordantes ont trouvé créance.

Les uns n'y ont vu que la fièvre des marais élevée, cette année 1693, à une gravité exceptionnelle. Chirac n'est pas éloigné de le croire ; mais la maladie n'avait aucun caractère des fièvres paludéennes. Elle surprit les habitants comme fait une maladie nouvelle ; elle jeta une telle épouvante qu'un médecin célèbre fut amené de loin. Décidément ce n'était pas le paludisme trop bien connu déjà.

D'autres ont cru à la fièvre jaune importée des îles d'Amérique. Remarquez-le, Messieurs; l'histoire jusqu'ici enregistre comme la première fièvre jaune d'Europe celle

---

(1) Chirac. *Traité des fièvres malignes et pestilentielles.* — Paris. 1747.

de Cadix en 1705. La nôtre lui serait antérieure de douze ans.

Ce n'était pas la fièvre jaune. Chirac ne songe même pas à cette opinion. C'est Fontenelle, dans son éloge à l'académie des sciences, qui, sans y insister davantage, nomme la maladie de Rochefort *Mal de Siam*. C'était le nom donné alors à la fièvre d'Amérique.

Que peut l'autorité contestable de Fontenelle contre les termes mêmes de la description ? Chirac apparemment décrit ce qu'il a vu, et ce qu'il décrit n'est pas la fièvre jaune.

C'était un *typhus exanthématique*, cette maladie qui souvent suit de près la famine, qui prend naissance dans les camps, les villes assiégés, dans les prisons et les bagnes, dans les populations misérables et entassées.

En même temps que le typhus (ceci est une opinion personnelle), régna une véritable *peste*, la peste d'Egypte, d'Orient, qui jamais n'éclot spontanément en nos pays d'Occident, mais plus d'une fois y fut transportée. Cette peste, point historique intéressant encore, serait la dernière aux rivages de l'Océan. Après celle-ci, la France n'en vit plus qu'une, la grande peste de Marseille, en 1720.

Je vous fais grâce, Mesdames, des données techniques, des discussions scientifiques sur lesquelles je fonde cette opinion médicale. Je les ai soumises en détail à mes collègues de la Société de médecine, mais ici, devant cet auditoire plus délicat, oserais-je insister sur des détails de maladies, des symptômes souvent répugnants ?

Qu'il me suffise de vous dire que l'observateur le plus autorisé, Chirac lui-même, n'hésite pas à rapprocher la maladie de Rochefort de la peste de Marseille (1), citant tout au long, pour mieux accentuer le rapprochement, les descriptions de son gendre, le célèbre Chicoyneau. Impossible de récuser pareils témoignages !

Le doute n'est donc plus possible, Messieurs ; quatre épidémies des plus meurtrières qui soient, variole et rougeole, typhus et peste, s'étaient données rendez-vous dans la ville de Rochefort. Ce concours n'est point pour nous surprendre.

Dans la vie des sociétés, des nations, des cités, parfois des circonstances diverses s'accumulent, qui les livrent un jour sans défense à ces impitoyables fléaux.

Vous le savez, Messieurs ; la vie, c'est proprement la lutte. Des ennemis invisibles nous assiègent incessamment, et dans l'air qui nous vivifie, et dans l'aliment qui nous nourrit, dans tout ce milieu nécessaire où nous sommes plongés. C'est un combat de chaque instant d'où nous sortons victorieux quand nous sommes forts, vaincus si nous sommes las ou terrassés par le nombre. De là deux moyens de défense : se cuirasser et écarter de soi cette innombrable armée de particules contagieuses, de germes infectieux.

A cette double indication répondent l'hygiène individuelle et l'hygiène publique.

A vrai dire, pour conjurer les épidémies, seule l'hygiène publique est puissante. Est-elle abandonnée, négligée seulement ? Voici que surgissent de toute part, pullulent, fondent sur nous des myriades d'ennemis, semences de variole et de rougeole, semences de typhus

---

(1) Le traité des fièvres ne fut écrit qu'en 1727.

et de peste. Le terrain est prêt ; tous les germes lèvent à à la fois.

Ainsi s'explique l'éclosion simultanée de mainte maladie.

Essayons d'appliquer ces données à celles qui nous occupent et cherchons comment Rochefort était devenu un milieu épidémique si complet.

Ici un rapide coup-d'œil est nécessaire sur l'histoire de la fin du xviiᵉ siècle, sur l'histoire de Rochefort en particulier.

Le règne de Louis XIV avait été rempli d'une série de guerres presque ininterrompues. Il était arrivé ce qui arrive toujours : après les succès, les revers ; après l'apogée, la décadence. La France était épuisée, et l'Europe avec la France.

Dès 1677, à la veille de la paix de Nimègue, la misère du peuple était générale, le mécontentement débordait en révoltes dans plusieurs provinces. Le peuple se lassait de subvenir par ses privations au faste de la cour, comme à la gloire militaire du maître.

Plus tard ce furent les persécutions contre les protestants, la guerre d'Angleterre plus impopulaire encore que les précédentes « la rigueur de la saison qui détruisit » les biens de la terre et apporta la famine. On périssait » de misère, dit Voltaire, au bruit des *Te Deum*. » « Plus de la dixième partie du peuple est réduite à la » mendicité et mendie effectivement, écrivait Vauban. »

Tout conspirait à la fois à faire naître et répandre les maladies populaires, l'épuisement des finances, l'épuisement des denrées, l'épuisement des hommes, la guerre surtout.

Il vous a peut-être échappé, Messieurs, combien l'histoire des épidémies est étroitement liée à l'histoire des guerres. De celles-ci on enseigne les grandes actions, les triomphes, les résultats politiques. Vraiment ! c'est bien autre chose ! La guerre, c'est la misère physique et morale, la ruine, la famine ; c'est plus encore l'épidémie déchaînée. Nous le savons, nous, hygiénistes, nous, médecins des armées ; après la tuerie des champs de bataille tout n'est pas fini ; partout, la maladie, plus que les armes ennemies, a fauché les rangs des soldats.

Aux camps, dans les villes assiégées, s'allument et s'attisent les foyers de typhus, de peste, de choléra ; les armées en marche les dispersent ensuite à travers le monde.

Sous les murs de Philipsbourg, en 1688, la rougeole la plus grave sévit sur l'armée française.

En 1692, le prince Eugène de Savoie se jette dans le Dauphiné et avec lui le typhus qu'il apportait d'Italie. L'épidémie, par sa rigueur, l'oblige à battre en retraite, mais demeure et s'étend en France.

En même temps, la dysenterie des camps désolait l'armée de Catalogne.

Je m'arrête dans cette énumération, me contentant de ces épidémies qui sont les principales et les plus rapprochées.

Les maladies bientôt se répandaient dans le royaume, rencontrant partout un milieu trop bien préparé pour les recevoir, les couver, les multiplier ; et Fénelon pouvait s'écrier : « la France entière n'est plus qu'un grand » hôpital. »

Ces traits navrants de notre histoire sont parfois

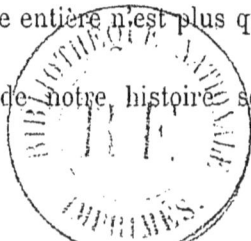

négligés ; l'éclat du grand siècle souvent éclipse ses misères.

De grandes choses , néanmoins , furent faites à cette époque. Entre toutes, la plus merveilleuse est la création de la marine. On sait tout ce que firent l'activité et l'intelligence d'un grand ministre : l'administration organisée, l'inscription maritime imaginée , la discipline restaurée , les approvisionnements débordant des magasins, Toulon, Dunkerque , le Hâvre , Brest agrandis , Nantes , la Rochelle , Bordeaux , Bayonne construisant et armant pour l'Etat , Rochefort enfin créé.

Ici tout était à faire ; le ministre Colbert , l'intendant du Terron , l'ingénieur Blondel se mettent à l'œuvre ; de tout le royaume accourent des ouvriers, et, après sept ans à peine , en 1673 , 20,000 âmes étaient réunies. Prodigieuse affluence ! résultat inouï même dans notre siècle ! Est-il besoin de le dire ? Ce n'était pas l'élite de la nation qui était accourue. La fortune , la moralité de ces premiers habitants laissaient à désirer. L'hygiène individuelle de ces gens , nous la pouvons deviner ; l'hygiène publique de la ville nous la connaissons , nous savons ce qui fut fait pour elle.

« La ville de Rochefort , dit l'historien Théodore , de
» Blois , était alors toute naissante, et son établissement
» encore brut pour ainsi dire........ les rues qui n'étaient
» pas encore pavées étaient remplies d'une boue empoi-
» sonnée exhalant une odeur funeste. » Les eaux ména-
gères et pluviales y croupissaient.

Bégon entreprit de les nettoyer , les niveler, les paver. C'était l'époque où Louis XIV ne dédaignait pas de prendre le même soin pour sa ville de Paris dont le pavage, entrepris cinq siècles auparavant, sous Philippe-Auguste, était encore inachevé.

Votre ville de la Rochelle, Messieurs, était plus avancée. Ses édiles parlaient déjà de remplacer les petits cailloux de mer, arrondis ou pointus, par de larges pavés plats.

L'*eau potable* à Rochefort faisait défaut : « Les habi-» tants, écrivait Bégon, sont réduits à se servir des » eaux de leurs puits qui sont salées et infectées. » Il essaya d'amener en ville une fontaine de Tonnay-Charente. Ne pouvant obtenir de subsides suffisants du Trésor public obéré, il fit des conduits avec des bois de rebut. Ce travail trop précaire n'eût pas de durée.

L'encombrement de la ville, des maisons, des casernes, des hôpitaux était encore la cause la plus réelle des maladies. Que ne fit pas l'infatigable intendant ?

Le Jardin du roy, démesurément vaste, fut en partie cédé au corps de ville et couvert bientôt d'habitations.

« Les maisons, dit Théodore, étaient fort basses et » peu ouvertes, et ne contenaient qu'un air enfermé et » malsain. Bégon obtint un arrêt du conseil pour les » faire élever, afin de leur donner de l'air et du jour. » Les habitants ne se prêtèrent pas sans protestation à cette dépense imposée. Il fallut user de patience, de persuasion, de rigueur quelquefois, pour obtenir un résultat encore incomplet.

Pour surcroît d'encombrement, les soldats de marine logeaient chez l'habitant. Ce n'était pas moins de 6,000 hommes. En 1688, pourtant, l'intendant Arnoul avait obtenu de faire construire une caserne aux frais de l'État. Faveur exceptionnelle, puisque trois ans après,

la ville de la Rochelle l'ayant sollicitée à son tour, le
ministre Lepelletier répondit : « Sa Majesté trouvera
» bon que la Rochelle fasse bâtir des casernes pour le
» soulagement des habitants, mais il n'est pas juste que
» le roy contribue à cette dépense qui regarde unique-
» ment le bien et la commodité de la ville. »

Rochefort avait été plus heureuse. L'occupation de la
caserne y fut pourtant retardée, tant la ville avait peu de
ressources. Elle ne pouvait fournir à l'ameublement, aux
lits des soldats. En 1693, la nécessité pressant, Bégon
imposa cette charge à la ferme des octrois ; ce fut un
grand soulagement.

Mais voici que situées dans le quartier le plus bas, le
plus proche des marais, bâties sur le type de Vauban
en quadrilatère fermé, divisées à l'infini en chambres
étroites et basses, emplies d'un personnel double de ce
qu'elles auraient dû contenir, ces casernes devinrent
bientôt de nouveaux foyers épidémiques.

Le commandant des compagnies de la marine, M. de
Chaulnes, signale l'entassement excessif de ses soldats,
et le maréchal Jean d'Estrées, commandant en chef de
la province, ordonne de les disséminer aux alentours de
Rochefort, n'y laissant que la garnison indispensable au
service.

Mesure admirable ! admirable surtout à cette époque
où elle n'était rien moins que répandue ! Le traitement
le plus barbare s'appliquait alors aux populations pesti-
férées ; les villes étaient bloquées par arrêts des parle-
ments ; les habitants sévèrement enfermés dans leurs
maisons.

Rappelez-vous, Messieurs, ce que racontent vos historiens. Pendant votre peste de 1585, dès que la contagion atteignait une maison, les portes en étaient fermées et marquées d'une croix blanche. Défense d'entrer ou de sortir. En 1604, quand la peste fut portée de Niort à la Rochelle, la désertion étant générale, le corps de ville décida que ceux qui demeureraient plus de deux nuits aux champs, en raison de la contagion, perdraient leur état. C'était la doctrine de l'époque.

Honneur donc à l'officier intelligent qui devina ce que vaut, en temps d'épidémie, la dissémination des hommes. C'est du même coup les arracher à la contagion, diminuer l'encombrement, éteindre, faute d'aliment, le foyer épidémique.

Voilà, certes, de la bonne hygiène ! A l'hôpital, c'était, hélas ! bien différent. Quatre cents malades étaient accumulés là où deux cents d'ordinaire se tenaient à l'étroit. Et dans quelles conditions ! Messieurs vous en pourrez juger par ce document bien curieux que j'ai rencontré : c'est une lettre de Seignelay à l'Intendant : « Un soldat » de la galère *la Magnifique* a présenté des lettres de » rémission, et, pour les obtenir, il expose qu'ayant » blessé fort légèrement à la tête un homme qui le mal- » traitait, on avait porté le blessé à l'hôpital, qu'on » l'avait mis avec un malade de fièvre chaude et qu'il » était mort dix-sept jours après, plutôt de fièvre que » de sa blessure. »

Vous saviez bien, Messieurs, que dans les hôpitaux, deux, trois et quatre malades s'entassaient alors dans un même lit. Ces infortunés en étaient réduits à se relayer la nuit, chacun à son tour grelottant à côté du lit, pour après dormir quelques heures un peu plus à l'aise.

Mais vous ne saviez peut-être pas qu'on couchait au hasard et pêle-mêle, le blessé côte à côte du pestiféré, le fiévreux à toucher le varioleux.

Vous frémissez, Mesdames, à cet horrible spectacle. Effacez bien vite cette impression par le consolant tableau, qui ne vous est point étranger, de nos hôpitaux contemporains ; et mesurez ainsi la distance franchie depuis moins d'un siècle par la charité et par la science. Je dis la *science*, car, sans elle, la plus ardente charité demeure ici frappée d'impuissance.

C'était surtout quand la fièvre des marais accumulait les malades dans les hôpitaux, les casernes, les maisons ; le typhus naissait fatalement et je suis persuadé qu'il apparaissait chaque année à la saison caniculaire.

Toutefois, les grandes épidémies, toujours, ont coïncidé avec un redoublement des constructions et des armements.

En 1671, la guerre se préparait contre la Hollande ; la marine prenait son premier et plus vigoureux élan. Rochefort, en un an, construit treize vaisseaux, une galère, plusieurs brigantins, arme trente-et-un vaisseaux. Le typhus se montre pour la première fois.

En 1673 il fait sa deuxième apparition ; c'est l'année où l'amiral d'Estrées combattait glorieusement, avec la flotte anglaise, les cent vaisseaux de ligne de Ruyter et de Tromp.

A la paix de Nimègue, les travaux de la marine se ralentissant, l'histoire n'enregistre plus d'épidémies.

Plus tard, il s'agit de résister à toute l'Europe liguée à Augsbourg, de donner des armées navales à d'Estrées, Château-Renaud et Tourville, de réparer le glorieux désastre de la Hogue. Tous les arsenaux se réveillent en une activité merveilleuse. En 1693, Rochefort armait vingt-deux vaisseaux, huit frégates, quantité de brûlots et de galères. Quelle devait être l'affluence des ouvriers, des marins, des soldats nécessaires pour construire, équiper, armer ces navires !

L'encombrement déjà existant devenait excessif ; le typhus éclatait.

Ce n'est pas tout encore. La navigation, l'hygiène navale étaient telles alors, qu'aux xviie et xviiie siècles il n'y eût pas de croisière où typhus et scorbut ne se soient abattus sur les équipages.

Je ne peux décrire ici la mauvaise tenue des vaisseaux. Dans une ordonnance de 1691, le Roy défendait d'embarquer « des vaches, cochons, truies, canards, oies, » poulets d'Inde, étant informé que c'est de là principa- » lement que vient l'infection qu'il y a sur les vaisseaux. » Cet ordre ne fut point observé et les matelots continuè- rent à partager l'entrepont avec les troupeaux.

Les cales, remplies d'eau croupissante, exhalaient une odeur méphitique ; enfin, je n'ai garde de vous dépeindre ce qu'était la malpropreté des équipages eux-mêmes.

D'après ce simple aperçu, est-ce pour nous surprendre si le typhus régnait en permanence sur les navires et se transmettait aux ports d'arrivée ?

Je sais bien que les précautions étaient prises ; je pourrais signaler toute une série d'ordonnances, d'ar- rêtés et de lettres règlant la manière de procéder en cas de peste portée du Levant ou de fièvre jaune d'Amérique.

Le typhus aussi était soumis à la quarantaine. C'est ainsi que l'équipage de la *Gaillarde* fut consigné à bord

et les malades isolés à l'hôpital du Château d'Oleron.
C'était, j'en conviens, faire bon marché des habitants de
l'île d'Oleron ; mais le principe de la barrière sanitaire
était sauf, Rochefort et la Rochelle garanties.

Cette sollicitude cependant a pu être mise en défaut,
et le typhus s'introduire par un équipage. Au reste, son
introduction n'est point indispensable, et la naissance
sur place a tout autant de probabilités.

Ces esquisses, Mesdames, Messieurs, vous auront
convaincus, je l'espère, que, de 1692 à 1694, étaient
réunies à Rochefort toutes les conditions qui peuvent
faire naître ou introduire le typhus. Nous aimerions à
préciser davantage, fixer l'époque, l'établissement où il
est apparu, le navire-qui l'a importé. C'est une histoire
impossible à reconstituer.

Pour la peste, je l'avoue, nous sommes plus démunis
encore. Certes, le XVIIᵉ siècle, en Europe, fut fécond en
pestes ; mais la dernière épidémie historique remontait
alors à 1665 ; c'est la peste de Sydenham à Londres. La
dernière de France était de l'année 1664, en Provence.
Enfin, à la Rochelle, nous n'en connaissons pas depuis
celle de 1604. On cite bien une peste en 1628, après le
siége, mais ce nom contient une erreur ; ce fut une
maladie obsidionale venue de la famine, de la séques-
tration.

Notre peste de Rochefort ne peut donc se rattacher
aux épidémies d'Europe. De toute nécessité, elle fut
portée directement du Levant.

Après la journée du cap Saint-Vincent (27 juin 1693),
Tourville poursuivit plusieurs vaisseaux anglais au port
de Malaga, s'en empara, et, avec eux, d'un vaisseau turc.

Bientôt son escadre désarma aux ports du Ponent ; vingt vaisseaux vinrent à Rochefort. Auraient-ils porté la peste gagnée au contact du Turc ?

A cette époque, Venise était en guerre avec la Turquie; plusieurs fois les armées de la République furent frappées de la peste, et ses vaisseaux qui sillonnaient la mer de l'Archipel. A cette occasion, en 1693, justement « des vaisseaux français sont pris de force ou » nolisés par les Turcs pour porter des troupes d'Alexan- » drie en Candie ; la peste s'embarque avec eux. » (Pariset). Savons-nous si quelqu'un de ces navires n'est pas venu dans notre port ?

En ce temps encore, fut envoyée sur nos côtes une partie des galères que jusque-là on n'avait pas osé exposer sur l'Océan.

L'équipement des galères était une préoccupation incessante. Les condamnés étaient loin de suffire, bien que le gouvernement priât les magistrats d'épargner, dans ce but, les peines capitales. Je rougirais, pour l'honneur de notre histoire, de dire quels hommes étaient rivés à la chaîne des criminels ! Du Canada arrivaient des Iroquois surpris dans un guet-apens. On achetait des nègres en Guinée ; on achetait des Turcs surtout; on en faisait enlever sur les côtes de la Méditerranée. Ces provenances de Turquie, d'Égypte, de Barbarie, étaient fort redoutées pour la peste. A leur sujet fut promulgué le premier réglement sanitaire en France (25 août 1683), et la correspondance officielle porte la trace de minutieuses précautions.

A Rochefort, la peste étant moins redoutée qu'aux rivages de la Méditerranée, toutes les précautions dirigées contre la maladie d'Amérique, la surveillance, et ce n'est pas merveille, fut prise au dépourvu.

Tout cela, je le répète, n'est que conjecture. A s'en tenir à ces renseignements, l'invasion de la peste à Rochefort est très possible ; à s'en rapporter à la description de la maladie, elle est certaine.

Telle est, dans ses principaux traits, l'épidémie dont j'ai entrepris l'étude.

Épisode important des premières années de notre ville de Rochefort, elle m'a paru digne de votre intérêt. Si vous m'avez honoré de votre attention, Mesdames et Messieurs, c'est que la vieille cité Rochelaise aime sa jeune sœur et comprend que leurs intérêts sont solidaires, leur histoire comme leur avenir étroitement unie.

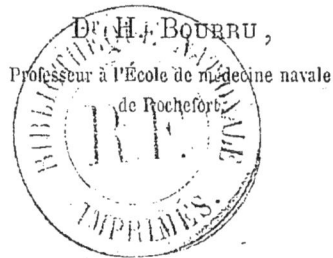

Dr H. j. BOURRU,
Professeur à l'École de médecine navale
de Rochefort.

La Rochelle, typ. A. SIRET.

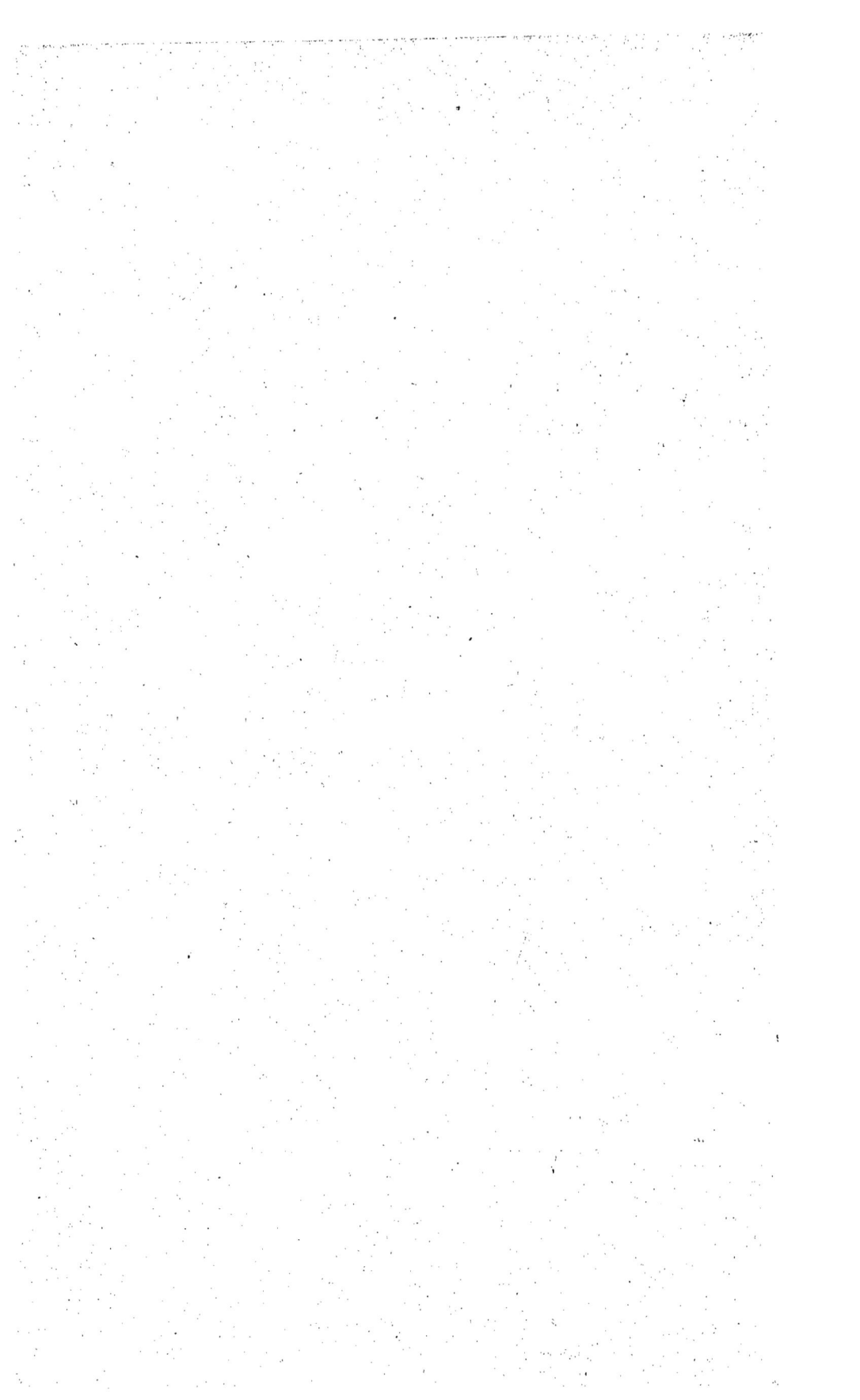

www.ingramcontent.com/pod-product-compliance
Lightning Source LLC
Chambersburg PA
CBHW050441210326
41520CB00019B/6021